DE

L'ALBUMINURIE

DANS LA VARIOLE

PAR

Charles-Marie-Edmond COUILLAULT

DOCTEUR EN MÉDECINE DE LA FACULTÉ DE PARIS

Ancien externe des hôpitaux

Médecin stagiaire au Val-de-Grâce.

PARIS

ALPHONSE DERENNE

52, Boulevard Saint-Michel, 52

1881

DE

L'ALBUMINURIE

DANS LA VARIOLE

PAR

Charles-Marie-Edmond COUILLAULT

DOCTEUR EN MÉDECINE DE LA FACULTÉ DE PARIS

Ancien externe des hôpitaux
Médecin stagiaire au Val-de-Grâce.

———

PARIS

ALPHONSE DERENNE

52, Boulevard Saint-Michel, 52

1881

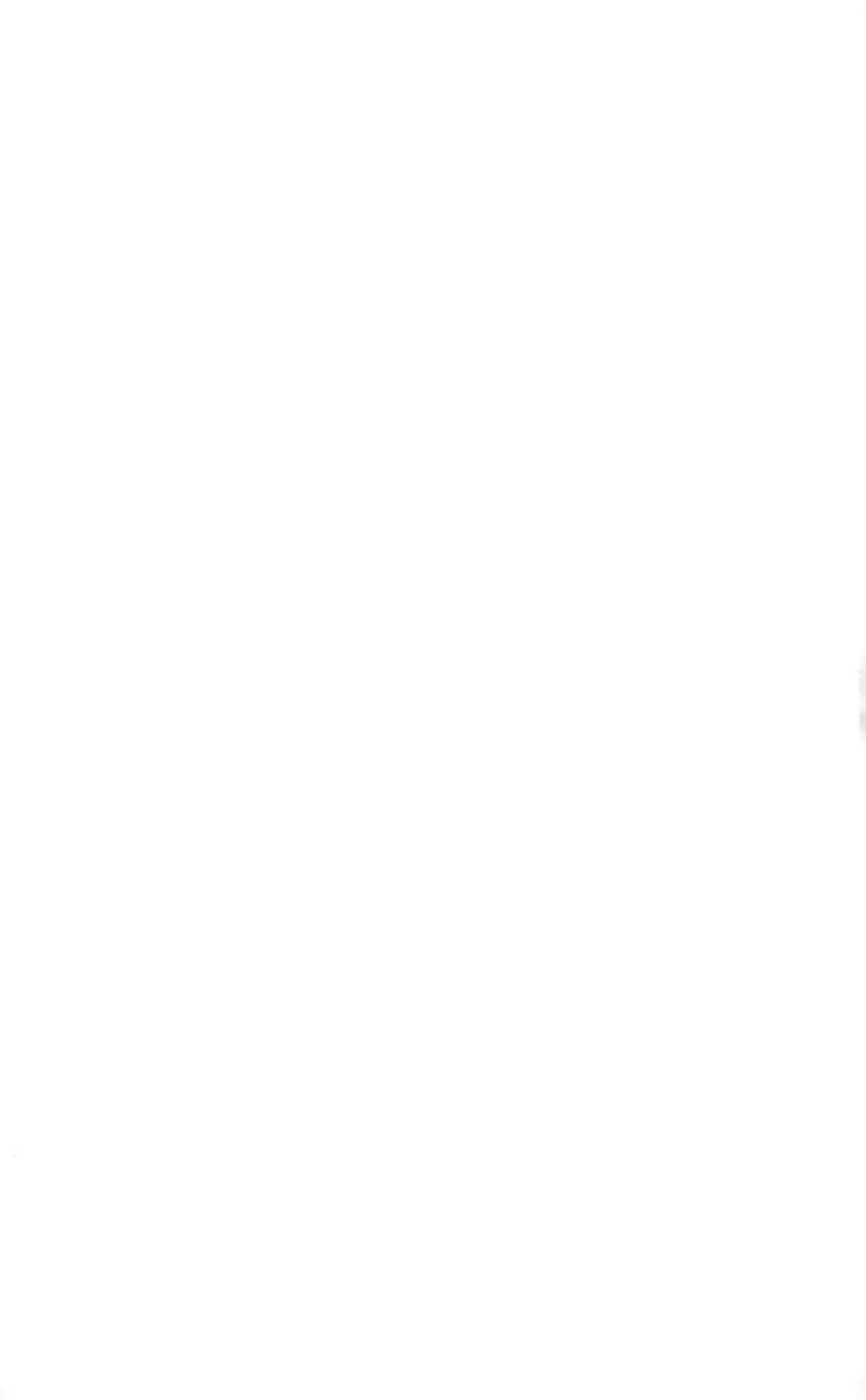

AVO MEO BENEFICIORUM CUJUS EGO NON IMMEMOR,
VITA DEFUNCTÆ ET AVLE
PATRI MATRIQUE AC FRATRI.
HOC OPUSCULUM DICO.

MEIS ET AMICIS

A MES MAITRES DANS LES HOPITAUX

A M. LE Dr RAYMOND

Professeur agrégé de la Faculté de médecine de Paris.

(Stage 1878).

A M. LE PROFESSEUR CHARCOT

(Externat 1879).

A M. LE Dr RENDU

Professeur agrégé de la Faculté de médecine de Paris.

(Externat 1880).

Hommage de reconnaissance et de respectueuse affection.

A MON PRÉSIDENT DE THÈSE

M. LE PROFESSEUR BROUARDEL

DE L'ALBUMINURIE

———

INTRODUCTION

Pendant notre dernière année d'externat à l'hôpital Tenon, M. le professeur agrégé Rendu nous conseilla de mettre à profit notre séjour dans un service spécial de varioleux, et de consacrer notre thèse de doctorat à l'étude de l'albuminurie variolique. Bien que cette question ait été l'objet de nombreuses recherches, particulièrement dans ces dix dernières années, nous avons pensé qu'il y aurait peut-être quelque intérêt à la reprendre de nouveau. L'épidémie qui sévissait alors sur Paris, en livrant chaque jour à notre observation un grand nombre de malades, nous rendait la tâche facile.

Montrer la fréquence de l'albuminurie chez les varioleux, indiquer les conditions dans lesquelles elle se produit, rechercher ses causes, ses caractères et sa signification au point de vue du pronostic, tels sont les différents points que nous nous proposons de traiter dans le cours de cette étude. Pour la faire reposer sur des données sérieuses, nous avons examiné l'urine de chaque malade, depuis le moment de son entrée à l'hôpital, jusqu'au jour de sa sortie. Cet examen quotidien a été répété pendant toute une année et pour tous les varioleux, quelle que fût d'ailleurs la forme de la maladie. Cette manière de procéder nous permettait de constater la présence de l'albumine dès qu'elle se montrait dans l'urine, et les albuminuries les plus fugaces ne pouvaient nous échapper. Aussi, tout en mettant à profit ce qui a été écrit sur la matière, c'est surtout le résultat de nos recherches personnelles que nous rapporterons dans cette thèse.

Que notre excellent maître, M. le Dr Rendu, agrée ici l'expression de notre gratitude pour la bienveillance extrême qu'il nous a toujours témoignée, et veuille bien nous permettre de placer son nom en tête d'un travail qu'il a inspiré.

Tous nos remerciments sont également acquis à M. le professeur Brouardel qui a bien voulu accepter la présidence de cette thèse.

HISTORIQUE ET DIVISION DU SUJET

La plupart des auteurs qui se sont occupés de la variole,
signalent l'albuminurie parmi les complications si nombreuses
de cette fièvre éruptive. Mais, si voulant des renseignements
plus complets sur la question, nous cherchons à déterminer
la fréquence du phénomène, ou à préciser le moment de
son apparition, nous nous trouvons en face des apprécia-
tions les plus diamétralement opposées : il y a presque
autant d'opinions que d'auteurs.

« Nous avons recherché l'albumine dans 17 cas de
variole bien caractérisée, dit Abeille, dans son traité des
maladies à urines albumineuses, nous n'avons rencontré
ce phénomène que dans un seul, ou une fois sur 17. La
variole était confluente. » Martin Solon a observé cette
complication 5 fois sur 11 cas ; Becquerel 1 fois seulement
sur le même nombre de cas ; et Parkes 1 fois sur 5. Rayer
croit cette complication très rare ; pour lui, les néphrites albumineuses aiguës ou chroniques se rapportent presque exclusivement à la scarlatine. « J'ai eu connaissance, dit-il, d'un
cas de néphrite albumineuse survenue dans la convalescence d'une variole confluente » (*Traité des maladies des
reins*). D'après Gubler « l'albumine fait défaut dans l'u-
rine de la plupart des varioleux » (*Dict. encycl. art.
albuminurie*). Telle n'est pas l'opinion de Trousseau qui
regarde l'albuminurie « comme une complication presque
aussi commune dans la variole confluente que dans la fiè-

vre rouge ». Cependant M. le professeur Jaccoud, tout en reconnaissant que la variole est au nombre des pyrexies qui peuvent donner lieu à la maladie de Bright, pense que cette conséquence est très rare et ne s'observe que dans les varioles graves, en particulier dans la forme hémorrhagique (*Clinique médicale de la Charité*, mal de Bright). Lécorché partage cette opinion : « l'albuminurie, dit-il, n'est guère signalée que chez les individus qui n'ont pas été vaccinés et par conséquent chez lesquels la maladie présente une certaine gravité » (*Traité des maladies des reins*).

Le Dr Scheby-Buch de Hambourg rencontre l'albuminurie dans les trois quarts des cas graves. M. Cartaz (*Lyon médical* 1871) ne l'observe que 7 fois seulement sur 100 cas.

Le docteur Bourru (Thèse de Paris 1874) la note 15 fois sur 79 cas. Enfin le Dr Barthélemy dans sa thèse inaugurale (de la variole, Thèse de Paris 1880) regarde cette complication comme fort rare.

Voilà pour la fréquence du phénomène. Lorsqu'il s'agit de déterminer le moment de son apparition, le désaccord est tout aussi complet.

Pour Trousseau, l'albuminurie de la variole diffère de l'albuminurie scarlatineuse par ce caractère qu'elle apparaît dès la période aiguë. M. le professeur Jaccoud la regarde comme une complication de la période d'éruption. Gubler l'a vue surtout apparaître à la période de suppuration alors qu'elle faisait défaut au début. Le cas de Rayer est une néphrite de la convalescence. Cartaz l'observe à la période de dessication et toujours sur des varioles confluentes ; Scheby-Buch à la période aiguë des varioles graves et quelquefois pendant la convalescence. Enfin le D' Bourru note l'albuminurie dans la période aiguë des varioles malignes et pendant la convalescence des varioles discrètes.

En présence d'opinions aussi différentes, nous pensons que de nouvelles recherches sur cette question ne sont pas inutiles. Et tout d'abord, nous nous demandons si ce n'est pas dans les conditions mêmes de l'observation qu'il faut rechercher les causes de ces divergences.

Beaucoup d'observateurs, en effet, et parmi eux Abeille, Martin Solon, Becquerel, examinent un trop petit nombre de malades pour que leurs conclusions soient valables; d'autres, et en particulier M. Bourru, observent incomplètement et se contentent d'analyser les urines, de temps en temps, dans les cas graves, ou bien lorsque leur attention est appelée du côté du rein par l'œdème de malléoles, ou toute autre manifestation clinique du mal de Bright. Tous enfin, ne paraissent pas prêter au mot albuminurie, la même signification. Les uns, comme Rayer, Lecorché, M. Jaccoud, lui donnent un sens restreint, et ne parlent que la néphrite albumineuse s'accompagnant de tous les symptômes du mal de Bright; les autres, avec Trousseau, interprétant le mot dans son sens le plus large, veulent parler de la présence anomale de l'albumine dans l'urine, qu'elle soit accompagnée ou non de symptômes particuliers.

Dans de telles conditions, les résultats de l'observation n'étaient plus comparables et devaient forcément conduire à des conclusions différentes.

C'est qu'en effet, il importe de ne pas confondre l'albuminurie qui se montre dans la période aiguë de la variole avec celle qui survient pendant la convalescence. Ces deux variétés d'albuminurie sont absolument distinctes : elles n'ont ni les mêmes caractères, ni la même signification, et la seconde est aussi rare que la première est fréquente.

Aussi, donnant au mot albuminurie son sens le plus étendu, nous diviserons notre travail en deux parties, et nous étudierons successivement :

1° L'albuminurie de la période aiguë ;

2° L'albuminurie de la convalescence.

Cette distinction, du reste, avait été parfaitement établie par le D' Bourru, dans sa thèse inaugurale.

PREMIÈRE PARTIE

Albuminurie de la période aiguë.

CHAPITRE I

FRÉQUENCE

L'albumine se rencontre fréquemment dans les urines des varioleux, pendant la période aiguë de la maladie. Sur un total de 114 observations, nous la notons 42 fois; et ce chiffre nous paraît encore trop faible, si nous remarquons que les cas d'albuminurie qui ont pu survenir pendant la période d'invasion, ne figurent pas dans notre statistique. C'est là, sans doute, une cause d'erreur ; mais que nous ne pouvions éviter, puisque les varioleux n'entrent, en général, dans les services spéciaux, qu'au début de l'éruption, lorsque la maladie est bien caractérisée.

Ce chiffre 42 n'indique que la fréquence absolue du phénomène. Si nous cherchons quelle est sa fréquence relative, c'est-à-dire, pour chaque forme de la maladie, nous notons l'albuminurie :

5 fois sur 27 varioloïdes.

20 fois sur 56 varioles discrètes.

9 fois sur 17 varioles confluentes.

8 fois sur 14 varioles hémorrhagiques.

Ce qui nous donne en simplifiant les rapports :
1 cas d'albuminurie pour 5.40 varioloïdes ;
—   —   2.8   varioles discrètes ;
—   —   2.9   varioles confluentes ;
—   —   1.75 varioles hémorrhagiques.

Nous laissons de côté les quatre cas d'hématurie que nous avons observés chez nos malades atteints de variole hémorrhagique. Les urines hématiques sont, il est vrai, albumineuses, mais c'est grâce au mélange d'une certaine quantité de sang. Il s'agit là d'une fausse albuminurie.

Il résulte de cette statistique :

1° Que l'albuminurie est fréquente dans la période aiguë de la variole ;

2° Qu'on peut la rencontrer dans toutes les formes de la maladie, même dans les formes bénignes ;

3° Qu'on l'observe plus souvent dans les varioles graves que dans les varioles légères.

CHAPITRE II

A QUEL MOMENT APPARAIT L'ALBUMINURIE PENDANT LA PÉRIODE AIGUE ?

Lorsque nous avons observé l'albuminurie dans le cours d'une varioloïde, c'était toujours au début de la période d'éruption, tantôt le premier jour (3 fois sur 5); tantôt le deuxième (2 fois sur 5). Nous n'avons jamais constaté sa présence à un autre moment. Nous faisons toutefois une réserve pour la période d'invasion, réserve qui s'applique à toutes les autres formes de la maladie; nous avons eu trop rarement l'occasion d'examiner les urines à cette période pour être en droit d'émettre une opinion.

OBSERVATION I (1).

Varioloïde. Albuminurie passagère le premier jour de l'éruption.

Daubusson, 10 ans. Vacciné, non revacciné. Hôpital Tenon, salle Tenon, lit n° 4 (service de M. Rendu). Invasion le 23 juin, frisson violent, rachialgie, nausées, céphalalgie, constipation.

Éruption dans la nuit du 26 au 27. Entré à l'hôpital le 27 au matin.

1. Toutes les observations publiées dans cette thèse sont personnelles et ont été recueillies à l'hôpital Tenon (service de M. le Dʳ Rendu).

Éruption très discrète, quelques papules seulement, sur le tronc, la face et les membres. Temp. 39°4. L'urine présente les caractères de l'urine fébrile ; elle est foncée en couleur, et donne par l'acide nitrique, un coagulum peu abondant d'albumine ; ce précipité est opalin, non grenu ; disque d'acide urique. Temp. le soir 37°5.

28. — Plus d'albumine ; température normale.

Pas de fièvre de suppuration. Le malade sort guéri le 5 juillet.

Observation II

Varioloïde. Albuminurie passagère le premier jour de l'éruption.

Faucheux Étienne, 28 ans, journalier. Entré le 23 octobre 1880, salle Tenon, n° 5.

Invasion le 19 octobre. Nausées, céphalalgie vive, brisement des membres et rachialgie, un peu de diarrhée. Le 23 au soir. T. 39°.

Éruption dans la nuit du 23 au 24, extrêmement discrète. Température le matin 38°. Léger nuage opalin d'albumine dans l'urine, qui traitée par l'acide nitrique donne un précipité abondant de nitrate d'urée.

25 octobre. — Plus d'albumine. Température normale, pas de fièvre de suppuration. Sort guéri le 2 novembre.

Observation III

Varioloïde. Albuminurie passagère le deuxième jour de l'éruption.

Daudet Mathieu, 26 ans, coutelier, vacciné, non revacciné, entré le 7 mars 1880, salle Tenon, lit n° 4.

Invasion le 2 mars. Frisson, céphalalgie vive, pas de vomissements, rachialgie. Éruption le 6 très discrète.

Le 7. — On constate la présence d'une petite quantité d'albumine dans l'urine. Le dosage par le procédé d'Esbach donne 0,30 centig. d'albumine par litre. Disque d'acide urique. Temp. le matin 37°8.

Le 8. — Plus d'albumine. Température normale, sort guéri le 18 mars.

Observation IV

Varioloïde. Albumine passagère le deuxième jour de l'éruption.

Charret Alexandre, journalier, 16 ans. Vacciné, non revacciné, entré le 17 mars 1880, salle Tenon, lit n° 6.

Invasion le 13 mars. Frissons, vomissements, douleurs lombaires, céphalalgie. Eruption le 16 très discrète sur le visage ; quelques pustules seulement sur le tronc et les membres.

Le 17 mars. — L'urine renferme de l'albumine en quantité très notable.

Le 18 plus d'albumine, plus de fièvre, sort guéri le 6 avril.

Observation V

Varioloïde. — Albumine passagère le deuxième jour de l'éruption.

Guillon Gabriel, 22 ans, vacciné, non revacciné entré le 26 avril 1880. Salle Tenon, lit n° 9.

Invasion le 21 avril. Eruption très discrète le 25.

Le 26 jour de son entrée à l'hôpital, on constate la présence, d'un épais coagulum d'albumine. Temp. matin, 38°, 2 ; soir 37°, 4.

Le 27 plus d'albumine, état général excellent, sort guéri le 7 mai.

C'est également au début de la période d'éruption que nous avons noté l'albuminurie dans la variole discrète ; mais, dans cette forme, elle se montre tout aussi souvent pendant ou au déclin de la fièvre de suppuration ; parfois même, elle apparaît à ces deux moments, chez un même malade, et dans l'intervalle, l'urine ne renferme pas la plus petite trace d'albumine.

Cependant, si la variole tout en restant discrète, revêt une forme anomale, et si la température au lieu de s'abaisser brusquement après l'éruption, ne descend que graduellement, de telle sorte que la fièvre de suppuration se continue avec celle de l'invasion, ou n'en est séparée que par une défervescence à peine marquée : dans ces cas, les urines peuvent rester plus longtemps albumineuses, et l'albuminurie de la période éruptive se confond avec l'albuminurie de la fièvre de suppuration. Mais c'est là une exception.

OBSERVATION VI

Variole discrète. — Albuminurie passagère au premier et deuxième jours de l'éruption.

Robidon Jules, bijoutier, 20 ans, vacciné, non revacciné, entré le 22 avril 1880. Salle Tenon, lit n° 15.

Invasion le 18 avril. Eruption dans la nuit du 21 au 22.

22 avril. — Rash limité aux aines. Eruption discrète sur le tronc, un peu plus abondante sur la face. Urine colorée, chargée d'urates qui se déposent par le refroidissement : elle donne lorsqu'on la traite par la chaleur ou l'acide nitrique un précipé albumineux blanc, lactescent, assez épais. Temp. matin, 40°, soir 39° :

23. — L'urine est encore albumineuse, mais le précipité est beaucoup moins abondant que la veille. T. matin, 38°, 4. Soir 37° 5.

24. — Plus d'albumine.

25. — Début du gonflement de la face. Fièvre de suppuration très modérée. Le malade sort guéri le 9 mai.

Observation VII

Variole discrète. Albuminurie passagère le deuxième jour de l'éruption.

Dupus, Louis, 20 ans, journalier, vacciné, non revacciné ; entré le 3 mars, salle Tenon, lit n° 15.

Invasion le 27 février. Éruption discrète le 2 mars.

Le 3. — L'urine traitée par l'acide nitrique, donne un coagulum d'albumine très peu abondant. Au-dessus se forme un disque d'acide urique.

Le 4. — Plus d'albumine. La maladie évolue normalement et le malade sort guéri le 16 mars.

Observation VIII

Variole discrète. Albuminurie passagère le premier jour de l'éruption.

Autray, couvreur, 21 ans, vacciné, non revacciné ; tumeur blanche du genou gauche datant de six mois. Entré le 10 avril 1880, salle Tenon, lit n° 13.

Invasion le 16 avril. Éruption le 19, discrète, surtout sur le tronc et les membres. Urine manifestement albumineuse.

Le 20. — Plus d'albumine. Le malade sort guéri au commencement de mai.

Observation IX

Variole discrète. Albuminurie passagère le deuxième jour de l'éruption.

Jarnageon Pierre, 24 ans, maçon, vacciné, non revacciné. Entré le 6 mars 1880, salle Tenon, lit n° 16.

Invasion le 3 mars. Le 6, éruption miliéuse assez cohérente sur le visage et sur le cou qui présente une teinte rouge presque uniforme, discrète sur le tronc et les membres. Température matin 40°,6, soir 39°,5, pas d'albumine dans l'urine.

7 mars. — Température matin 39°, soir 38°,5 Albumine en quantité notable.

8 mars. Plus d'albumine. Fièvre de suppuration très légère. Le malade sort guéri le 24 mars.

OBSERVATION X

Variole discrète. — Albuminurie passagère le premier et le deuxième
jour de l'éruption.

Roulland Émile, 34 ans, blanchisseur. Entré le 20 janvier 1880, vacciné, non revacciné.

Invasion le 17 janvier. — Éruption dans la nuit du 19 au 20.

21 janvier. — Éruption un peu cohérente sur la face, très discrète sur le tronc et les membres. Albumine en quantité notable.

22. — Encore un peu d'albumine.

23. — Début du gonflement de la face. Plus d'albumine.

Fièvre de suppuration très légère. Le malade sort guéri le 9 février.

OBSERVATION XI

Variole discrète. — Albuminurie passagère le premier et le deuxième jour
de l'éruption.

Barbierry Roch, 16 ans, fumiste, vacciné, non revacciné. Entré le 18 mars 1880. Salle Tenon, lit n° 7.

Invasion le 15 mars. Le 18, éruption assez cohérente sur la face et les mains, très discrète sur le tronc et les membres. Coagulum d'albumine dans l'urine.

19 mars. — Dans la nuit un peu de délire. Encore une trace d'albumine.

20. — Plus d'albumine.

La maladie évolue normalement ; pendant la convalescence, quelques abcès furonculeux. Le malade sort guéri le 20 avril.

OBSERVATION XII

Variole discrète. — Albuminurie passagère le deuxième jour de l'éruption.

Mayral Pierre, 22 ans, maçon, vacciné, non revacciné. Entré le 15 mars 1880. Salle Tenon, lit n° 17.

Invasion le 13 mars. Éruption discrète le 15.

16 mars. — L'urine contient une petite quantité d'albumine.

17. — Plus d'albumine.

La maladie marche régulièrement. Sort guéri le 6 avril.

OBSERVATION XIII

Variole discrète. — Albuminurie passagère, le premier jour de l'éruption.

Ramfast, Bernard, 26 ans, employé. Vacciné, revacciné sans succès en 1877. Entré le 22 octobre 1880, salle Tenon, lit n° 7.

Invasion le 17. Éruption le 22 au matin, un peu cohérente sur la face, discrète sur le tronc. Léger nuage d'albumine dans l'urine. Température le soir 38°,4.

Le 23. — Plus d'albumine. — La maladie évolue normalement. Sort guéri le 7 novembre.

OBSERVATION XIV

Variole discrète. — Albuminurie passagère (période de suppuration).

Meot, Alfred, 36 ans. Vacciné, revacciné sans succès il y a un an. Entré le 31 janvier 1880, salle Tenon, lit n° 5.

Invasion le 27 janvier. Éruption le 30.

31 *janvier.* — Éruption papuleuse discrète. Pas d'albumine dans l'urine.

3 *février.* — Début du gonflement de la face. Fièvre de suppuration.

7 *février.* — Albumine en quantité notable dans l'urine. Le visage est presque complètement dégonflé. Plus de fièvre.

8. — Plus d'albumine. Sort guéri le 19 février.

OBSERVATION XV

Variole discrète. — Albuminurie passagère (période de suppuration).

Duquenne, Oscar, 26 ans, bijoutier. Vacciné, non revacciné. Entré le 20 janvier 1880, salle Tenon, lit n° 12.

Invasion le 16 janvier. Éruption le 19.

20 *janvier.* — Éruption papuleuse discrète. Traces d'un rash hémorrhagique aux aisselles et aux aines. Pas d'albuminurie.

23. — Début du gonflement de la face.

27. — Urine fortement albumineuse.

28. — Plus d'albumine dans l'urine. Sort guéri le 19 février.

OBSERVATION XVI

Variole discrète. — Albuminurie passagère (période de suppuration).

Chartier, Henri, 19 ans. Vacciné, non revacciné. Entré le 16 février 1880, salle Tenon, lit n° 10.

Invasion le 13 février. Éruption dans la nuit du 15 au 16.

16 *février.* — Éruption discrète. Rash aux aines. Pas d'albumine.

19. — Gonflement de la face.

20. — Léger nuage d'albumine dans l'urine.

21. — Plus d'albumine. La maladie évolue normalement. Sort guéri le 5 mars.

Observation XVII

Variole discrète. — Albuminurie passagère (période de suppuration).

Labourg, Jean, 34 ans, ébéniste. Vacciné, non revacciné. Entré le 6 mars 1880, salle Tenon, lit n° 3.

Invasion le 29 février. Éruption le 3 mars.

6 mars. — Éruption pustuleuse cohérente sur la face, discrète sur le tronc et les membres. Début du gonflement de la face. Température 38°,6 le matin, 38° le soir.

8 mars. — Coagulum d'albumine dans l'urine.

9 mars. — Plus d'albumine. Plus de fièvre.

Le malade sort guéri le 24 mars.

Observation XVIII

Variole discrète. — Albuminurie passagère (période de suppuration).

Perchet, Louis, 28 ans, journalier, vacciné, non revacciné. Entré le 6 mai 1880, salle Tenon, lit n° 9.

Invasion le 3 mai. Éruption le 5 au soir.

7 mai. — Éruption discrète, pas d'albumine dans l'urine.

9 mai. — Début du gonflement de la face.

11. — Albumine en quantité notable dans l'urine.

12. — Plus d'albumine.

Le 14. — Gonflement œdémateux des pieds, sans albuminurie qui persiste jusqu'au 20. Sort guéri le 31 mai.

OBSERVATION XIX

Variole discrète. — Albuminurie passagère (période de suppuration).

Vidard, Edmond, 31 ans, employé, vacciné, non revacciné. Entré le 14 février 1880, salle Tenon, lit n° 11.

Invasion le 10 février. Éruption le 14, assez cohérente sur la face, discrète sur le tronc, pas d'albumine dans l'urine.

17. — Gonflement de la face. Fièvre de suppuration assez intense.

18. — Urines notablement albumineuses.

19. — Plus d'albumine.

20. — La fièvre est tombée, furoncle sur la nuque. Léger nuage d'albumine dans l'urine.

21. — Plus d'albumine. Pendant la convalescence, plusieurs abcès furonculeux. Sort guéri le 11 mars.

OBSERVATION XX

Variole discrète. — Albuminurie passagère.

Boudet, Félix, 18 ans, cocher, vacciné, non revacciné. Entré le 16 février 1880, salle Tenon, lit n° 7.

Invasion le 13. Éruption dans la nuit du 15 au 16.

17. — Éruption pustuleuse discrète. Pas d'albumine dans l'urine.

18. — Gonflement de la face.

19. — Albumine dans l'urine, en petite quantité.

20. — Plus d'albumine.

21. — Trace d'albumine.

22. — Plus d'albumine. La convalescence est régulière. Sort guéri le 28 février.

Observation XXI

Variole discrète. — Albuminurie passagère.

Dessiey, Désiré, 25 ans, tailleur sur cristaux, vacciné, non revacciné. Entré le 12 juin 1880, salle Tenon, lit n° 4.

Invasion le 9 juin. Éruption le 11 au soir.

12. — Éruption papuleuse assez cohérente sur la face, discrète sur le tronc, pas d'albumine dans l'urine. Température, matin, 38°4. Soir 38°.

13. — Température M. 37°4. Soir 38°2.

14. — Début du gonflement de la face. Un peu d'albumine dans l'urine. Température M. 38°. Soir 39°.

15. — Dans la soirée, subdélirium, urines albumineuses. Température M. 38°4. Soir 39°4.

16. — Encore un peu d'albumine dans l'urine. Température 37°5 le matin, 38°4 le soir.

17. — Très léger nuage d'albumine dans l'urine, plus de fièvre.

18 juin. — Plus d'albumine. Convalescence régulière.

Sort guéri le 5 juillet.

Observation XXII

Variole discrète. Albuminurie passagère, le deuxième jour de l'éruption reparaissant pendant deux jours à la période de suppuration.

Denayrose, Alexandre, 19 ans, employé, vacciné, non revacciné.

Entré le 31 août 1880. Salle Tenon, lit n° 15.

Invasion le 25 août. Éruption dans la nuit du 30 au 31.

31. — Éruption discrète. Température soir 40°,2.

1ᵉʳ septembre. — Un peu d'albumine dans l'urine. Température matin 39°,7, soir 40°,1.

2. — Plus d'albumine. Température 38°,6 le matin. Soir 39°.

3. — Température matin 37°,2. Soir 37°.

4. — Début du gonflement de la face. La température remonte.

6. — Albumine en grande quantité dans l'urine.

7. — Encore une trace d'albumine.

8. — Plus d'albumine. Convalescence régulière. Sort guéri le 5 octobre.

OBSERVATION XXIII

Variole discrète anomale. Albuminurie passagère.

Tenière, Jules, 23 ans, menuisier, vacciné, revacciné sans succès en 1878, entré le 25 octobre 1880. Salle Tenon, lit n° 13.

Invasion le 22 octobre. Rash hémorrhagique se montrant le soir même de l'invasion. Éruption le 24 au soir.

26. — Traces d'un rash hémorrhagique, marqué surtout aux aines et aux aisselles, et s'étendant sur une grande partie du tronc. Sur le tronc et les membres, éruption discrète, caractérisée par des papules mélangées de tâches purpuriques, prostration ; l'urine contient de l'albumine en grande quantité ; fièvre vive. Température 39°, le matin, 40°,5 le soir.

27. — L'éruption ne sort pas franchement. Épistaxis dans la journée, urine fortement albumineuse. Température le matin 39°,5 ; le soir 39°.

28. — Albuminurie persistante, céphalalgie vive, abattement. Température le matin 38°,9 ; le soir 39°.

29. — Gonflement de la face. Dans la nuit vomissement bilieux. Toujours de l'albumine dans l'urine. Température le matin 38°,5 ; le soir 39°,8.

30. — Encore un peu d'albumine dans l'urine ; le précipité est long à se produire. Température le matin 38°,4 ; le soir 38°,2.

31. — Plus d'albumine dans l'urine. Température 38° le matin ; 37°,8 le soir.

1er novembre. — État général très bon, plus de fièvre.

5 novembre. — Œdème des malléoles, pas d'albuminurie. Cet œdème gagne les jambes et les cuisses, puis diminue et disparaît le 11.

Le malade sort guéri le 20 novembre.

Comme dans la variole discrète, l'albuminurie passagère se montre dans le cours des varioles confluentes, tantôt au début de l'éruption, tantôt pendant la fièvre de suppuration ; avec cette différence toutefois, que le phénomène est moins tranché, et que les urines restent assez souvent albumineuses pendant l'intervalle qui sépare le début de l'éruption, du commencement de la fièvre suppurative. Ce qui était une exception pour la variole discrète régulière devient donc dans cette forme, un fait assez commun.

En outre, lorsque dans le cours d'une variole confluente, il survient une complication, par exemple, une pneumonie, une broncho-pneumonie, une pleurésie, comme dans les observations que nous rapportons ; dans ce cas, il n'est pas rare de voir l'albumine apparaître de nouveau dans l'urine.

OBSERVATION XXIV

Variole confluente. Albuminurie passagère le deuxième jour de l'éruption.

Faure, Maxime, 19 ans, journalier, non vacciné. Entré le 16 mars 1880. Salle Tenon, lit n° 4.

Invasion le 14 mars. Éruption le 16.

17 mars. — Éruption confluente, surtout vers la face dont la peau est luisante et chagrinée. Coagulum d'albumine lactescent, obtenu par l'acide nitrique. Le dosage par le procédé d'Esbach donne

0 gr. 50 centig. d'albumine pour un litre d'urine. Temp. 39°,2 le matin ; 38°,4 le soir.

18. — Plus d'albumine. Après une légère rémission, la température remonte graduellement et oscille entre 40° et 41° ; la peau des mains se soulève sous forme de larges bulles pemphygoïdes ; délire, dyspnée. Mort le 29 mars au matin, pendant la période de suppuration.

Observation XXV

Variole confluente. Albuminurie passagère le deuxième jour de l'éruption.

Chauroux Louis, 22 ans, charbonnier, vacciné (?). Sujet alcoolique. Entré le 12 novembre 1880. Salle Tenon, lit n° 1.

Invasion le 10 novembre, délire pendant la période d'invasion.

Éruption le 12. Rash morbilliforme généralisé. Éruption très confluente surtout sur la face, délire. Température le soir, 40°,4.

13. — Léger nuage d'albumine dans l'urine, délire persistant. Temp. le matin, 39°,8 ; le soir, 40°.

14. — Plus d'albumine, délire. La température se maintient aux environs de 40°, dyspnée, ataxie des mouvements. Mort, le 17 novembre.

Observation XXVI

Variole confluente. Albuminurie passagère (période de suppuration).

Boulli, Joseph, 30 ans, journalier, non vacciné. Entré le 1er avril 1880. Salle Tenon, lit n° 13.

Invasion le 28 mars. Éruption dans la nuit du 31 mars au 1er avril.

1er avril. — Éruption très confluente. Temp. matin, 40°,2 ; le soir, 40°,3.

3. — Épistaxis, fièvre intense. Pas d'albumine dans l'urine.

4. — Épistaxis abondante ; quelques pustules à tendance hémor-

rhagique, coagulum très épais d'albumine. Temp. matin, 39°5; le soir, 40°.

5. — La teinte violacée que présentaient hier quelques pustules disparaît.

6. — Trace d'albumine dans l'urine, état général très grave.
Mort le 8 avril au matin.

Observation XXVII

Variole confluente. Albuminurie passagère.

Grosdidier, Joseph, 28 ans, bandagiste, vacciné, non revacciné. Entré le 5 septembre 1880. Salle Tenon, lit n° 14.

Invasion le 1er septembre. Éruption le 4, au soir.

5. — Éruption confluente, surtout sur la face. Albumine en très grande quantité dans l'urine. Temp. le matin, 38°,8; le soir, 38°,7.

6. — Délire, urine albumineuse. Temp. 38°,3 le matin; 39°,3 le soir.

7. — Insomnie, plus de délire, urine toujours albumineuse.

8. — Gonflement de la face, albuminurie, fièvre de suppuration.
L'albuminurie persiste jusqu'au 10 septembre.

Convalescence entravée par une diarrhée intense, et des éruptions furonculeuses; le malade sort guéri le 5 octobre.

Observation XXVIII

Variole cohérente anomale. — Albuminurie passagère. — Accidents méningitiques. — Mort.

Cariole, Ernest 18 ans, journalier, vacciné, non revacciné. Entré le 12 novembre 1850. Passage aux varioleux le 14. Salle Tenon, lit n° 9.

14 *novembre*. — Éruption commençant à paraître, assez cohérente.

sur la face. Un peu d'albumine dans l'urine. Temp. matin 39°,5 ; soir 40°,4.

15. — L'éruption sort lentement. Délire pendant la nuit. Trace d'albumine. Temp. matin 38°,5 ; soir 39°,4.

16. — L'éruption n'est pas encore complétement terminée, plus d'albumine. Temp. matin 38°,6 ; soir 40°.

19. — Parésie de tout le côté gauche du corps. Temp. matin 39°,6 ; soir 40°2.

20. — Parésie persistante, pas de vomissements, bulles pemphygoïdes sur les jambes, respiration suspirieuse, délire, pupille gauche plus dilatée que la pupille droite. Temp. matin 39°,9 ; soir 40°,1.

21. — Délire continuel. Temp. matin 39°,8 ; soir 39°.

Mort le 22 à quatre heures du matin.

Autopsie. — Cerveau : suffusions sanguines dans les méninges qui recouvrent les régions frontale et pariétale du côté gauche. Après décortication, les circonvolutions restent rouges et infiltrées, et une partie de la substance cérébrale est enlevée avec la pie-mère. Il n'y a pas de méningite proprement dite, mais de l'encéphalite. Sur l'hémisphère droit, on observe des lésions analogues plus ou moins accentuées. État criblé de la substance grise, pas de foyer de ramollissement ou d'hémorrhagie.

Poumons congestionnés, cœur normal.

Reins violacés, congestionnés, pas de lésion apparente.

Observation XXIX

Variole confluente. — Albuminurie passagère.

Pérusier, Constant, 44 ans, journalier, vacciné, non revacciné. Entré le 4 décembre 1880. Salle Tenon, lit n° 13.

Invasion le 26 novembre. Éruption le 29.

5 *décembre.* — Éruption confluente. Gonflement de la face. Quelques pustules sur les cuisses présentent une teinte violacée, Albumine en quantité très notable. Temp. matin 38°,9 ; soir 38°,8.

6. — Subdélirium pendant la nuit. Albumine dans l'urine, 0,50 centigrammes par litre. Dosage par le procédé d'Esbach. Temp. matin 38°,2 ; soir 38°,8

7. — Urine albumineuse.

8. — Toux, râles disséminés dans toute la poitrine, état général, mauvais. Albumine en petite quantité dans l'urine. Temp. matin 38°,5 ; soir 40°.

9. — Même état, trace d'albumine. Temp. 39°,8.

Mort le 9 novembre dans la soirée.

Observation XXX

Variole confluente. — Pneumonie. — Albuminurie passagère.

Gardès, François, 30 ans, journalier, non vacciné. Entré le 14 mars 1880. Salle Tenon, lit n° 15.

Invasion le 11 mars. Éruption le 14.

15 *mars*. — Éruption confluente, pas d'albumine. Température matin 38°,4 ; soir 40°,2.

17. — Gonflement de la face ; fièvre de suppuration intense. Temp. matin 39°,8 ; soir 39°,9.

18. — Ecchymoses sous-conjonctivales, toux, râles de congestion pulmonaire à droite. Albumine dans l'urine. Temp. 39°,5 le matin ; 40°,2 le soir.

19. — Dyspnée, haleine fétide, matité à la base du poumon droit, souffle tubaire, crachats rouillés. Albumine en grande quantité dans l'urine. Temp. matin 40°,1 ; soir 40°,3. Mort à dix heures du soir.

Observation XXXI

Variole confluente. — Albuminurie passagère. — Pleurésie.

Guilhermet, Justin, 28 ans, employé, vacciné, non revacciné, entré le 14 avril 1880. Salle Tenon, lit n° 14.

Invasion le 11 avril. Éruption le 13.

14 *avril*. — Éruption très confluente sur la face et le tronc; épistaxis. Temp. soir 40°.

15. — Albumine en grande quantité dans l'urine. Température matin 39°,4; soir 39°,5.

16. — Léger nuage d'albumine. Temp. 38°,2; soir 39°,4.

17. — Disparition de l'albumine. Temp. matin 38°,2; soir 38°,3.

18. — Dyspnée. Temp. 38°,2 matin; soir 38°,8.

19. — Respiration difficile, 118 pulsations. Temp. matin 39°; soir 39°,4.

20. — Exsudat mielleux sur la face, 120 pulsations. Obscurité du bruit respiratoire en arrière et à gauche. Bulles pemphygoïdes sur les poignets. Temp. matin 38°,0; soir 39°,8.

21. — Pleurésie gauche avec épanchement; dyspnée, toux. Albumine en grande quantité dans l'urine. Temp. 39°,8 le matin; 40° le soir. Mort le 22 au matin.

OBSERVATION XXXII

Variole confluente. Congestion pulmonaire. Albuminurie passagère.

Berthelomet Michel, 18 ans, tailleur de pierres, non vacciné. Entré le 21 avril 1880. Salle Tenon, lit n° 8.

Invasion le 18 avril. Éruption le 21.

21 *avril*. — Éruption très confluente sur la face et les poignets; moins abondante sur le tronc. Albumine en quantité notable. Temp. soir 40°.

22. — Épistaxis. Délire la nuit. Urine albumineuse. Temp. matin 39°,5; soir 39°,6.

23. — Plus d'albumine. Délire plus calme.

24. — Plus de délire. Temp. matin 38°,2, soir 38°,4.

25. — Gonflement de la face. Albumine dans l'urine.

26. — Toux, dyspnée, matité à la base du poumon droit, râles crépitants, un peu d'albumine. Temp. matin 39°,2, soir 39°,5.

27. — Même état. Trace d'albumine.

29. — Dyspnée intense, toujours un peu d'albumine. Temp. matin 40°; soir 40°,5. Mort le 30 avril.

L'albuminurie passagère de la variole hémorrhagique est, dans la majorité des cas, comparable à celle que l'on observe dans la variole confluente. Cependant, sa fréquence est un peu plus grande, et de plus elle apparaît moins régulièrement que dans les formes précédentes. Nous ne parlons, du moins, que de la variole confluente hémorrhagique ; car dans la forme foudroyante, qui enlève le malade en deux ou trois jours, dès le début de l'éruption, l'hématurie est presque la règle. Une fois cependant, nous avons observé l'albuminurie vraie, dans un cas de variole hémorrhagique d'emblée.

OBSERVATION XXXIII

Variole confluente hémorrhagique. Albuminurie passagère.

Tournade Jean, 24 ans, emballeur, non vacciné. Entré le 7 mars 1880. Salle Tenon, lit n° 5.

Invasion le 5 mars. Éruption le 7.

8 *mars*. — Éruption confluente, dyspnée, pas d'albumine dans l'urine. Temp. matin 40°,4; soir 40°,1.

9. — Taches ecchymotiques sur les paupières, un peu d'albumine dans l'urine. Temp. matin 39°,8 ; soir 40°.

10. — Langue laiteuse. Expectoration hématique. Albumine dans l'urine. Temp. matin 38°,4 ; soir 39°,5.

11. — Suffusion sanguine des conjonctives, tâches ecchymotiques sur les jambes, plus d'albumine, dyspnée.

Mort le 12 mars.

Observation XXXIV

Variole confluente hémorrhagique. Albuminurie passagère.

Jacob, Jean, 43 ans, journalier, vacciné, non revacciné. Entré le 1ᵉʳ avril 1880. Salle Tenon, lit n° 14.

Invasion le 29 mars. Éruption le 1ᵉʳ avril.

1ᵉʳ *avril.* — Éruption confluente. Rash aux aines, pas d'albumine.

5. — L'éruption très confluente est formée de pustules peu saillantes, entremêlées de taches purpuriques. Ecchymoses violacées sur les membres et la poitrine. Trace d'albumine dans l'urine.

6. — Encore un peu d'albumine dans l'urine. Prostration. Mort à 7 heures du soir.

Observation XXXV

Variole confluente hémorrhagique. — Albuminurie passagère.

Naquette, François, 57 ans, maçon, vacciné, non revacciné. Entré le 21 mars 1880, salle Tenon, lit n° 6.

Invasion le 17 mars. Éruption le 20.

21. — Éruption confluente. Pas de rash. Quelques taches de purpura sur la poitrine et les membres. Temp. 39°,6, le soir. Urine albumineuse.

22. — Taches ecchymotiques nombreuses. Gonflement de la face. Encore un peu d'albumine dans l'urine.

23. — Plus d'albumine. Après une légère rémission, la température remonte rapidement. Mort le 27 mars.

Observation XXXVI

Variole confluente hémorrhagique. — Albuminurie passagère.

Hermey, Louis, 38 ans, chaudronnier, vacciné, non revacciné. Entré le 5 mai, salle Tenon, lit n° 15.

Invasion le 30 avril. Éruption le 2 mai.

6 *mai*. — Éruption confluente, en nappe. Taches purpuriques. Ecchymose sous-conjonctivale. Epistaxis, dyspnée. Albumine dans l'urine.

7. — Agitation, épistaxis. Encore de l'albumine.

8. — Trace d'albumine. Mort dans la soirée.

Observation XXXVII

Variole confluente hémorrhagique. — Albuminurie passagère.

Rouère, 22 ans, employé, vacciné, non revacciné. Entré le 21 juillet 1880. Salle Tenon, lit n° 3.

Invasion le 17 juillet. Éruption le 19.

22. — Éruption très confluente. Rash. Taches ecchymotiques sur les membres. Dyspnée. Temp. matin 40; soir 39°9. Albumine dans l'urine.

23. — Expectoration sanguine. Urine albumineuse.

24. — Hémorrhagie auriculaire. Prostration. Toujours de l'albumine.

25. — Haleine fétide. Suffusions sanguines sous-conjonctivales. Albumine.

26. — Urine toujours albumineuse. Mort dans la soirée.

Observation XXXVIII

Variole confluente hémorrhagique. — Albuminurie passagère.

Pacot, 27 ans, bijoutier, vacciné, non revacciné. Entré le 25 juillet 1880, salle Tenon, lit n° 7.

Invasion le 22 juillet. Éruption le 25, très confluente. Rash aux aines et aux aisselles. Rougeur diffuse sur le voile du palais. Urine albumineuse.

27. — Urine toujours albumineuse. Les pustules prennent une teinte violacée. Suffusion hémorrhagique sous-conjonctivale. Trace d'albumine dans l'urine.

28. — Larges taches ecchymotiques. Plus d'albumine.

Mort le 3 août.

Il suffit de comparer entre elles les observations précédentes, pour remarquer que l'albuminurie qui survient d'une façon transitoire dans le cours de la variole, ne se montre pas indifféremment à toutes les phases de la maladie, mais qu'elle apparaît, de préférence, à certains moments, presque toujours les mêmes, quelle que soit la forme de variole observée. En effet, à part quelques rares exceptions, c'est constamment, au début de l'éruption ou pendant la fièvre de suppuration que nous avons rencontré l'albumine dans les urines des varioleux. Dans la varioloïde, la période de suppuration fait défaut, et l'albuminurie ne s'observe qu'au début de l'éruption.

En dehors de ces deux périodes, les urines peuvent encore devenir albumineuses, lorsque des affections intercurrentes graves, viennent compliquer la variole.

CHAPITRE III

L'albuminurie variolique de la période aiguë est transitoire. C'est là un premier caractère qui la différencie nettement de l'albuminurie de la convalescence. Sa durée est très courte. Presque toujours on ne l'observe qu'un seul jour, parfois deux ou trois, très rarement elle persiste six ou sept jours, et il s'agit alors de varioles anormales ou compliquées. D'une manière générale, on peut dire qu'elle dure plus longtemps dans les varioles confluentes et hémorrhagiques que dans les formes discrètes et modifiées. Dans tous les cas, elle disparaît avec la période aiguë, et ne se prolonge jamais pendant la convalescence.

Un second caractère, d'ordre négatif, il est vrai, mais qui n'en a pas moins son importance, c'est l'absence de symptômes cliniques. Rien n'indique la présence de cette albumine : pour la découvrir, il faut la rechercher ; et c'est là, avec sa courte durée, ce qui explique pourquoi elle est si souvent méconnue.

Les urines albumineuses ne se signalent par aucun caractère extérieur, particulier, elles ont ordinairement l'aspect des urines fébriles. Acides, souvent foncées en couleur, et troublées par une grande quantité d'urates que la chaleur fait disparaître, elles donnent généralement lorsqu'on les traite par l'acide nitrique, un précipité double : Au fond du vase apparaît un nuage floconneux plus ou moins épais, constitué par de l'albumine, tandis qu'au-dessus se forme un disque d'acide urique. Parfois, on voit en même temps se déposer au fond du verre, des petits cristaux de nitrate d'urée ; ce qui indique que les urines renferment une grande quantité d'urée.

Le coagulum d'albumine obtenu par l'action de l'acide azotique, est ordinairement blanc, lactescent ; il n'a pas cet aspect grenu, signalé par M. le professeur Bouchard, dans le précipité de certaines urines albumineuses. Nous avons fait un certain nombre de dosages par le procédé d'Esbach, et nous avons trouvé qu'en moyenne, l'urine ne renfermait pas plus de 0,30 à 0,60 centigrammes d'albumine par litre, ce qui est une quantité relativement faible.

CHAPITRE IV

PATHOGÉNIE

Nous avons étudié dans les chapitres précédents, les principaux caractères de l'albuminurie variolique de la période aiguë ; nous connaissons sa fréquence, sa durée, le moment de son apparition ; nous devons maintenant, en nous appuyant sur les faits observés, chercher une interprétation pathogénique de cette albuminurie.

L'albuminurie est-elle la conséquence d'une lésion du parenchyme rénal ? La meilleure manière de répondre à cette question, qui se pose naturellement la première, serait de présenter des pièces anatomiques. Malheureusement, celles que nous avions recueillies, et que nous comptions produire ici, nous ont fait défaut, par suite de circonstances indépendantes de notre volonté. Nous serons donc obligé de nous en rapporter à l'unique observation d'albuminurie passagère avec autopsie, que nous trouvons dans la thèse de M. le Dr Bourru.

Observation XXXIX (M. Bourru. Thèse de Paris, 1874).

Variole maligne, albuminurie passagère, sans lésion du parenchyme rénal.

Banière, 24 ans, vacciné non revacciné.

Invasion le 5 décembre 1872. Éruption le 8. Teinte rouge uniforme de la partie supérieure du corps, à l'abdomen, aux cuisses, quelques pustules petites et arrondies. Rash aux aines. Temp. 38°,2. Pas d'albumine dans l'urine. Soir, état général grave, transpiration abondante. T. 39°,8. Urine fébrile, donnant un léger coagulum d'albumine, ne contenant aucun élément figuré caractéristique.

Mort subitement le 9 décembre à 8 heures du matin.

Autopsie. — Les reins sont gorgés de sang, augmentés de volume. Au microscope, la plupart des tubuli sont pleins de cellules épithéliales qui les distendent; ces cellules ne sont pas en régression graisseuse. Un grand nombre de capillaires sont pleins de globules du sang; en quelques points, ils sont rompus, et on voit de petits foyers hémorrhagiques de 1 millimètre de diamètre environ. En résumé, lésions de la mort par suffocation.

Du reste, les phénomènes sont tellement fugaces qu'on ne peut guère admettre une altération du rein : si cette lésion existait, elle ne disparaîtrait pas du jour au lendemain, et l'albuminurie se prolongerait longtemps, tant que le rein ne serait pas revenu à l'intégrité de sa structure.

M. Bourru qui n'avait observé l'albuminurie que dans les varioles graves, la rattachait à une congestion passive du rein, due à la myocardite. Nous avons souvent recherché les signes de cette myocardite et nous ne les avons jamais rencontrés, ni pendant la vie, ni sur le cadavre. D'ailleurs, cette explication ne peut être invoquée lorsqu'il s'agit de varioloïdes ou de varioles discrètes; par conséquent, en admettant même qu'elle fût vraie, elle ne s'appliquerait qu'à quelques cas particuliers et nullement à la généralité des faits.

Nous ferons la même objection à ceux qui regardent cette albuminurie comme une conséquence de la suppression des fonctions cutanées. Cette explication qui peut être vraie dans quelques cas de variole très confluente, n'est plus soutenable lorsqu'on l'applique à la variole discrète ou à la la varioloïde, dans lesquelles la présence de quelques pustules ne peut entraver, d'une façon sérieuse, les fonctions de la peau.

Pour un certain nombre d'auteurs, l'albuminurie serait la conséquence d'une altération du sang par le poison variolique. Aussi considèrent-ils cette complication comme fort grave ; elle indiquerait que l'organisme est profondément atteint par la maladie. Mais, d'une part, les faits observés ne confirment pas cette manière de voir, puisque, même dans les varioles les plus bénignes on trouve les urines albumineuses ; d'autre part, cette albuminurie d'origine infectieuse serait persistante comme la cause qui la produit, le poison variolique agissant pendant toute la durée de la maladie. Du reste, l'albuminurie est commune dans les maladies aiguës. Nous ne parlerons pas de la fièvre typhoïde ou de l'érysipèle : là encore on pourrait faire intervenir un poison spécifique. Mais, n'est-elle pas fréquente dans la pneumonie lobaire, affection franchement inflammatoire et pour laquelle on ne peut invoquer l'altération du sang par un poison quelconque ? Comment se fait-il que dans cette maladie on observe l'albuminurie aussi souvent, sinon plus que dans la variole ? Comment aussi expliquer son apparition dans des cas de simple congestion pulmonaire et d'embarras gastrique fébrile ?

Pour nous, tout en reconnaissant que le phénomène est complexe et que très probablement plusieurs facteurs interviennent dans la production de cette albuminurie, nous trouvons que la théorie de la superalbuminose de Gubler explique mieux que toutes les autres, les faits observés.

Cette théorie qui attribue l'albuminurie à la présence d'un excès d'albumine dans le sang repose sur des données expérimentales. Il résulte d'expériences nombreuses et très concluantes, qu'une solution de blanc d'œuf injectée dans les veines d'un animal, détermine au bout de peu de temps l'apparition de l'albumine dans l'urine. Claude Bernard et Pavy ont montré en outre que l'albuminurie pouvait être obtenue avec toute espèce d'albumine, pourvu que la dose de liquide albumineux fût assez considérable et l'introduction passablement rapide.

Cette albuminurie que les physiologistes provoquent artificiellement chez les animaux, la maladie ne peut-elle dans certains cas la déterminer chez l'homme ? « L'économie soumise au double mouvement d'assimilation et de désassimilation, dit Gubler, puise incessamment en elle-même pour les réintégrer dans la circulation, des substances provenant de la dénutrition des tissus, et trouve dans ses propres organes une sorte de réserve de matières albuminoïdes aux dépens de laquelle elle s'approvisionne quelquefois exclusivement. Que le courant de la source initiale soit très abondant ou que la réserve de la source initiale soit reprise par une absorption trop active, la conséquence dans les deux cas sera la superalbuminose sanguine absolue, et l'albuminurie, pourvu que les circonstances soient d'ailleurs favorables (Gubler. *Dict. encycl.*, *art. Albuminurie*).

Cette superalbuminose est très admissible dans la variole. Sous l'influence de l'élévation de température considérable qui est la règle dans cette maladie, il y a une dénutrition trop rapide des tissus, les principes albumineux se trouvent

en excès dans le sang, et l'albuminurie se produit par le
même mécanisme que dans les expériences de Claude Bernard.

Sans doute l'intensité de la fièvre n'est pas la seule
cause qui détermine l'albuminurie ; puisque dans le rhuma-
tisme cérébral, maladie qui donne les températures les plus
élevées, cette complication est loin d'être constante. Pour
que l'albumine en excès dans le sang puisse filtrer à tra-
vers le rein, il faut que cet organe subisse une modification
quelconque ; mais cette modification si fugace n'est ici
qu'une conséquence de la superalbuminose. L'albuminurie
peut d'ailleurs être favorisée par un certain nombre de conditions accessoires : par la minceur des parois vasculaires,
leur degré d'excitabilité nerveuse ou par un état passager
de congestion.

Cette théorie de la superalbuminose s'accorde parfaitement avec les faits observés : elle nous explique pourquoi
l'albuminurie se rencontre dans toutes les formes de la
variole ; pourquoi elle est plus fréquente dans les varioles
graves ; pourquoi enfin, elle ne se montre pas indifféremment à un moment quelconque de la maladie, mais plus
spécialement à des périodes déterminées et presque toujours
les mêmes. C'est ce que nous allons essayer de démontrer.

Dans la varioloïde, les symptômes sont, en général,
atténués, et la température moins élevée que dans les autres
formes de variole. On comprend que l'albuminurie doit être
alors très rare : la dénutrition des tissus n'est ni assez
rapide, ni assez considérable. Cependant, la maladie débute
parfois avec grand fracas, la fièvre est intense, les symptômes en apparence très graves ; mais, dès que l'éruption

paraît, les phénomènes morbides s'amendent et l'affection est d'une bénignité remarquable. Dans ces cas, on s'explique parfaitement la présence de l'albumine au moment de la défervescence. Du reste, quel que soit le mode de début, la fièvre tombe toujours après l'éruption, pour ne plus reparaître ; dans la varioloïde il n'y a pas de fièvre de suppuration ; il n'est donc pas étonnant que l'albuminurie ne s'observe jamais après l'éruption.

La fièvre initiale de la variole discrète débute brusquement : la température monte rapidement et oscille entre 39° et 40° pendant une durée qui varie entre trois et quatre jours. C'est presque toujours un peu avant l'éruption que la température atteint son maximum. La défervescence qui suit l'éruption est franche, elle se fait en vingt-quatre ou trente-six heures et reste normale pendant quarante-huit heures environ. Puis la température remonte : c'est la fièvre de suppuration, peu intense et de courte durée dans la variole discrète.

La température est donc élevée à deux moments dans cette forme : 1° pendant et surtout à la fin de l'invasion ; 2° vers le septième ou huitième jour de la maladie, c'est-à-dire pendant la fièvre de suppuration. Or, c'est précisément à ces deux périodes de la variole discrète que nous constatons la présence de l'albumine dans l'urine.

C'est également au début de l'éruption et pendant la fièvre de suppuration que nous rencontrons l'albuminurie dans la variole confluente. Mais, comme dans cette forme, la température est très élevée, et le phénomène plus fréquent. D'autre part, il n'est pas rare de voir l'albuminurie de l'éruption se continuer avec celle de la suppuration : sa durée est alors de quatre ou cinq jours. C'est qu'en effet, dans la variole confluente, la défervescence qui suit l'apparition de l'exanthème est souvent peu marquée, et moins longue que dans la forme discrète. Pour la même raison, nous voyons dans les varioles discrètes anomales à défervescence lente, l'albuminurie persister plusieurs jours.

Enfin, lorsque les varioles graves sont compliquées par des maladies intercurrentes, pneumonies, broncho-pneumonies, pleurésies, etc., ces complications s'annoncent presque toujours par une aggravation de l'état général, par une température plus élevée, et de nouveau nous constatons la présence de l'albumine dans l'urine.

Dans l'observation suivante, l'albuminurie coïncide avec le début d'une orchite varioleuse.

Observation XL

Variole cohérente. — Albuminurie passagère apparaissant au début d'une orchite varioleuse.

Lucas, Louis, 21 ans, journalier. Vacciné, non revacciné. Entré le 25 juin 1880, salle Tenon, lit n° 1.

Invasion le 21 juin. Éruption le 24.

25 juin. — Éruption assez confluente, surtout à la face; rash aux aines. Temp. soir 39°,2; pas d'albumine dans l'urine.

28. — Début du gonflement de la face. Pas d'albumine. T. M. 38°,2; T. S, 38°,4.

2 juillet. — Quelques douleurs dans le scrotum qui est notablement tuméfié, la glande elle-même est volumineuse et douloureuse à la pression. T. M. 38°,0; T. S. 39°. En traitant l'urine par l'acide nitrique, on obtient un coagulum peu épais d'albumine.

3. — Rougeur et gonflement considérable du scrotum; orchite double. Plus d'albumine dans l'urine. T. M. 38°,2; T. S. 38°.

Le gonflement persiste pendant quatre jours, puis diminue graduellement et disparaît le 12 juillet. Quelques abcès furonculeux pendant la convalescence. Sort guéri le 27 juillet.

Dans la variole hémorrhagique secondaire, la fièvre est très intense et les rémissions à peine marquées. Le phénomène devient donc plus fréquent et en même temps beaucoup moins régulier. Cependant là encore, on trouve que les urines sont plus particulièrement albumineuses aux deux périodes qui correspondent à l'élévation maxima de la température. D'ailleurs, nous pensons que c'est dans cette forme surtout que les causes de l'albuminurie sont complexes ; et il nous paraît très probable, que même dans les cas où il n'y a pas d'hématurie vraie, l'urine renferme souvent une certaine quantité de sang ; ce qui expliquerait l'aspect brunâtre que prend assez fréquemment le coagulum d'albumine.

Il existe, on le voit, entre cette albuminurie passagère, et la marche de la température, une relation évidente, qui s'explique très bien par la super-albuminose sanguine. Nous ne prétendons pas que tous les cas d'albuminurie observés pendant la période aiguë, sont dus à un excès d'albumine dans le sang ; mais, à notre avis, cette cause est prédominante ; les autres n'interviennent que secondairement et d'une manière accessoire.

CHAPITRE V

ALBUMINURIE PASSAGÈRE DE LA CONVALESCENCE

En décrivant l'albuminurie passagère sous le nom d'albuminurie de la période aiguë, nous avons voulu la différencier nettement de cette albuminurie bien autrement redoutable, observée parfois dans la convalescence des varioles graves, et que nous nous proposons d'étudier dans la seconde partie de ce travail. Mais nous devons ajouter qu'elle n'est pas absolument particulière à la période aiguë de la variole.

On voit quelquefois survenir pendant la convalescence, des complications légères en elles-mêmes, mais qui cependant s'accompagnent d'un état fébrile assez intense. C'est tantôt un abcès furonculeux un peu volumineux (obs. XLI) ; tantôt une parotidite (obs. XLII), une fois même il s'agissait d'une simple périostite alvéolo-dentaire (obs. XLIII). Dans ces cas, les urines peuvent pendant un jour ou deux, devenir albumineuses.

OBSERVATION XLI

Variole cohérente. — Albuminurie passagère le deuxième jour de l'éruption ; albuminurie passagère de la convalescence, durant deux jours, et survenant en même temps qu'un abcès furonculeux.

Richet 30 ans, passementier. Vacciné, non revacciné. Entré le 11 février 1880. Salle Tenon, lit n° 10.

Invasion le 7 février. Éruption le 10.

11 *février*. — Éruption papuleuse cohérente sur la face, un peu moins abondante sur le tronc et les membres. T. M. 38°,2. T. S. 38°. Les urines contiennent une petite quantité d'albumine.

12. — Plus d'albumine. T. M. 37°,4; T. S. 37°, 3.

13. — Début du gonflement de la face. Fièvre de suppuration modérée.

10. — Commencement de la dessication. La température est normale.

21. — Agitation pendant la nuit, malaise. Fièvre T. M. 38°7. T. S. 38°4

Les urines donnent, par l'acide nitrique, un précipité albumineux assez abondant. Sur la partie postérieure de la cuisse droite, on constate qu'il se développe un abcès furonculeux du volume d'un œuf de poule.

22. — L'urine est très faiblement albumineuse. Incision de l'abcès.

23. — Plus d'albumine, plus de fièvre.

Le malade sort guéri le 20 mars.

OBSERVATION VLII

Variole cohérente. — Albuminurie passagère durant deux jours accompagnant une parotidite.

Flard, Paul, boucher, 33 ans, vacciné, non revacciné.

Entré le 24 février 1880, salle Tenon, lit n° 2.

Invasion le 18 février. Éruption le 21.

24. — Éruption pustuleuse assez abondante sur la face. Délire. T. S. 38°,4.

28. — Début du gonflement de la face. La maladie évolue régulièrement.

Le 11 mars. — Céphalalgie, inappétence, douleur dans la région parotidienne gauche. Pendant la nuit, agitation, insomnie.

12. — Fièvre assez intense. La région parotidienne gauche est gnflée et douloureuse. L'urine contient une certaine quantité d'albumine. Cataplasmes. Température matin 39°,8. Soir 39°,2.

13. — Très léger nuage d'albumine, état général meilleur, le gonflement a peu augmenté depuis hier.

14. — Plus d'albumine. Même état local.

Le gonflement commence à diminuer à partir du 18 et disparaît complètement le 19.

Sort guéri le 20 mars.

OBSERVATION XLIII

Variole discrète. — Albuminurie passagère de la convalescence, durant
un jour et accompagnant une périostite alvéolo-dentaire.

Ramausse, Léandre, photographe, 28 ans, vacciné, non revacciné. Entré le 19 avril 1880, salle Tenon, lit n° 16.

Invasion le 16 avril. Éruption le 19.

20. — Rash morbilliforme généralisé, sur ce rash se développent des papules abondantes surtout à la face. Pas d'albumine dans l'urine.

L'évolution de la maladie ne présente aucune particularité.

Dans la nuit du 5 au 6 mai, le malade est très agité ; frisson, céphalalgie. Le 6 au matin, la température est de 39°5 ; inappétence absolue, soif vive. Langue chargée. Comme il y a en ce moment dans la salle un malade atteint d'érysipèle, on craint une complication semblable. Température soir 39°,2.

7 mai. — Le malade est beaucoup mieux, il éprouve encore des douleurs assez vives dans la partie droite de la face, mais on reconnaît que ces douleurs sont causées par une périostite alvéolo-dentaire, développée au niveau de la première grosse molaire inférieure droite. L'urine donne un précipité albumineux assez abondant. Température matin 37°,8.

8 mai. — Plus d'albumine, plus de fièvre. La périostite seule persiste encore pendant quelques jours.

Sort guéri le 18 mai.

Il est évident que nous ne pouvons pas séparer cette albuminurie de celle que nous rencontrons pendant la période aiguë : elle paraît être, elle aussi, la conséquence de l'état fébrile et de la superalbuminose sanguine.

On peut seulement s'étonner, de voir des affections si légères donner lieu à des symptômes aussi accentués. Mais il faut se rappeler que pendant la convalescence des maladies, l'organisme a une susceptibilité toute particulière aux impressions morbides, et que la cause n'est plus en rapport avec la violence des accidents.

CHAPITRE VI

PRONOSTIC

On considère généralement la présence de l'albumine dans l'urine des varioleux comme un symptôme fort grave. Or, il résulte de l'étude à laquelle nous venons de nous livrer que ce phénomène est loin d'avoir l'importance et la gravité qu'on lui attribue. Si l'albuminurie est fréquente dans les varioles confluentes et hémorrhagiques, on la rencontre assez souvent dans la variole discrète et même la varioloïde, pour que nous pensions qu'il est impossible de lui prêter une valeur pronostique quelconque. C'est une albuminurie fébrile, ne persistant jamais au-delà de quelques jours, ne se révélant par aucune manifestation morbide particulière, et n'étant dans aucun cas le début d'une maladie de Bright. Elle n'a donc, selon nous, aucune signification fâcheuse.

DEUXIÈME PARTIE

Albuminurie de la convalescence

CHAPITRE I

FRÉQUENCE

Nous avons montré dans la première partie de ce travail, que l'albuminurie passagère pouvait, dans certaines circonstances, assez rares d'ailleurs, survenir pendant la convalescence de la variole. Nous ne reviendrons pas sur ces faits, et nous étudierons sous le nom d'albuminurie de la convalescence, une albuminurie persistante, qui se manifeste en général pendant la période de dessication, et se révèle à l'observateur, par tous les symptômes cliniques de la maladie de Bright.

Cette complication est du reste assez bien connue, ce qui nous dispensera de donner à cette étude un long développement.

L'albuminurie de la convalescence, si fréquente dans la scarlatine, est rare dans la variole. Sur ce point, tous les auteurs sont unanimes. Toutes les épidémies, sur ce point, ne se ressemblent pas ; et il est certain, comme le fait remarquer M. Leudet de Rouen (accidents rénaux de la variole.

Congrès de Reims 1880), que la fréquence de cette complication varie beaucoup avec les épidémies observées.

M. Bourru la rencontre 4 fois sur 79 cas de variole ; M. Cartaz 7 fois sur 106 cas et M. Barthélemy qui observait en 1879 à l'hôpital Saint-Antoine une seule fois. Notre statistique donne une proportion également très faible : nous la notons 3 fois seulement sur 114 malades.

L'albuminurie de la convalescence ne se montre guère que dans les varioles graves. Tous les cas, signalés par les auteurs, se rapportent, à notre connaissance du moins, à la forme confluente ou très cohérente. Seul M. Bourru, ne partage pas l'opinion générale, et arrive à des conclusions absolument opposées : « L'albuminurie dans la desquamation, dit-il, ne se rencontre qu'après la variole discrète légitime et régulière. » Il nous paraît singulier, qu'une affection bénigne, comme l'est presque toujours la variole discrète, ait à l'exclusion des formes graves de la maladie, le fâcheux privilège d'entraîner une complication aussi sérieuse. Mais il faut, pensons-nous, tenir grand compte des circonstances dans lesquelles, les recherches de ce médecin ont été faites.

Cet auteur observait pendant l'hiver de 1870 ; ses malades étaient des soldats, des mobilisés pour la plupart, épuisés par le froid, les fatigues et les privations de toutes sortes. De pareils sujets ne devaient pas avoir une bien grande force de résistance, et des maladies même légères, plaçaient ces organismes affaiblis dans des conditions aussi mauvaises que l'aurait pu faire une affection grave, développée chez un individu sain et robuste. Quant à ses malades atteints de variole confluente ou cohérente, à part deux ou trois exceptions, tous sont morts pendant la période aiguë.

M. Bourru se trouvait, on le voit, dans des circonstances toutes particulières. Nous pouvons donc dire que dans la grande majorité des cas, l'albuminurie persistante est une complication de la convalescence des varioles graves.

CHAPITRE II

MODE DE DÉBUT. — SYMPTOMES

C'est pendant la dessication qu'apparaît l'albuminurie de la convalescence ; tantôt dès le début de cette période, tantôt beaucoup plus tard, lorsque la desquamation est presque complètement terminée. Dans nos trois observations, nous notons cette complication, une fois le dix-septième jour, une fois le dix-neuvième, une fois le vingt-cinquième. On voit déjà dans ce fait, une première différence entre cette albuminurie et celle de la période aiguë : L'une correspond aux phases de la maladie où la fièvre atteint son maximum d'intensité, l'autre semble attendre pour se manifester que la température soit revenue à peu près normale.

Le mode de début est variable. Parfois (obs. XLIV) l'albuminurie s'annonce assez brusquement par un état fébrile, de la céphalalgie, des douleurs lombaires ; en examinant les urines, on remarque qu'elles sont troubles, peu abondantes et fortement albumineuses. Presqu'en même temps, les tissus s'infiltrent et l'œdème apparaît. Dans d'autres cas (obs. XLV) l'œdème se montre le premier, persiste seul pendant quelques jours, et c'est alors seulement que se manifeste l'albuminurie.

Quoi qu'il en soit, cette complication ne passe jamais inaperçue. A l'encontre de l'albuminurie de la période aiguë, elle se révèle par des symptômes souvent fort graves et qu'il est impossible de méconnaître.

Dans les cas légers, le malade éprouve quelques malaises, il a de l'inappétence, une céphalalgie peu vive, l'œdème reste limité au pourtour des malléoles ; au bout de huit ou dix jours, les urines cessent d'être albumineuses, l'œdème disparaît, et la guérison est complète.

Malheureusement, cette terminaison favorable est loin d'être constante ; et à côté de ces cas légers, on rencontre trop souvent des albuminuries beaucoup plus graves. L'œdème au lieu de rester limité, envahit tout le membre inférieur, la face est bouffie, le scrotum distendu par la sérosité, semble sur le point de se rompre ; le liquide s'accumule dans la cavité péritonéale et dans les plèvres. Il y a de la céphalalgie, parfois des vertiges, souvent des troubles de la vision. Les urines sont rares, fortement colorées, et donnent lorsqu'on les traite par l'acide nitrique, un coagulum épais, formé par une albumine grumeleuse, et présentant presque toujours une teinte brunâtre plus ou moins foncée. Puis, la céphalalgie devient plus vive, les vertiges et les troubles de la vision plus fréquents ; enfin, éclatent les attaques d'urémie qui précipitent le dénoûment et enlèvent le malade, souvent en quelques heures.

Cependant, même dans ces cas graves, la guérison n'est pas impossible. Tous les symptômes s'amendent, les urines deviennent plus claires et plus abondantes, l'anasarque diminue progressivement et l'albumine disparaît de l'urine. Mais, il faut bien le dire, la guérison est rarement aussi complète ; souvent, malgré la disparition momentanée des symptômes morbides, les urines restent albumineuses, et la maladie passe à l'état chronique.

Cet ensemble symptomatique reproduit, on le voit, dans

ses détails, le tableau clinique de la néphrite aiguë. Il faut cependant noter cette particularité, que les accidents deviennent en très peu de temps de la plus haute gravité, et que leur marche paraît être d'autant plus rapide, qu'ils évoluent sur un organisme profondément débilité. Le malade qui fait le sujet de notre observation (XLVI), fut emporté en quelques heures par une attaque d'éclampsie, dix-sept jours après le début de la maladie. M. Bourru rapporte un fait semblable : son malade mourut le vingtième jour.

Observation XLIV

Variole confluente. — Pneumonie. — Albuminurie de la convalescence, Anasarque.

Lavessière, Joseph, 30 ans, non vacciné ; entré le 30 décembre 1870, salle Tenon, lit n° 4.

Invasion dans la nuit du 27 au 28 décembre. Éruption le 30.

31 *décembre*. — Rash aux aines et aux aisselles. Éruption très confluente, face vultueuse. T. M. 40°, T. S. 40°,2.

1er *janvier*. — T. M. 39°, T. S. 39°,2.

3. — Début du gonflement de la face, délire. T. M. 38°,8, T. S. 39°,2.

5. — Délire, tuméfaction considérable de la face ; production de quelques bulles pemphygoïdes sur les poignets. T. M. 39°,1, T. S. 39°,4. Dyspnée. Râles nombreux à la base du poumon gauche.

Traitement. — Ipéca, 1 gr. 50, cataplasme sinapisé.

6. — Même état ; léger nuage d'albumine dans l'urine. T. M. 39°, T. S. 38°,5.

7. — Souffle tubaire à la base du poumon gauche ; dyspnée, point de côté, crachats rouillés ; 110 pulsations. Vésicatoire volant. T. M. 39°,5, T. S. 38°,5. Encore un peu d'albumine dans l'urine.

8. — Même état. Trace d'albumine.

9. — Dyspnée moins considérable ; plus d'albumine.

10. — État général meilleur. Souffle tubaire moins intense, nombreux râles crépitants. T. M. 38°, T. S. 38°,4.

12. — Dessication des pustules ; la peau sur les mains s'enlève sous forme de larges plaques, encore de l'abattement ; mais cependant grande amélioration. Respiration encore un peu soufflante à la base du poumon gauche. T. M. 38°,2, T. S. 38°,3.

A partir de ce jour, la température décroît rapidement. Le 16, la desquamation est presque terminée ; quelques petits abcès furonculeux sur les cuisses.

18. — Le malade entre en convalescence, il commence à se lever, l'appétit est bon ; plus de fièvre. Pas d'albumine dans l'urine.

Dans la nuit du 19 au 20, il se lève la nuit pour aller à la garderobe. Les cabinets sont en dehors de la salle ; pour s'y rendre, il est obligé de traverser un couloir où la température est très basse ; il n'a pas pris soin de se couvrir suffisamment, et éprouve une violente sensation de froid.

21 *janvier*. — Malaise, inappétence, céphalalgie, douleurs sourdes dans la région lombaire.

22. — Tous ces symptômes s'accentuent ; on constate dans l'urine la présence d'une quantité notable d'albumine.

23. — Œdème au niveau des malléoles, urine fortement colorée et albumineuse, teinte brunâtre du précipité ; 500 gr. d'urine en vingt-quatre heures. Régime lacté, ventouses scarifiées sur la région lombaire.

24. — L'œdème occupe tout le membre inférieur, œdème des paupières.

26. — Céphalalgie ; ascite et hydrothorax, le précipité d'albumine est très abondant, d'aspect granuleux.

Du 27 au 30 janvier. — Même état.

1er *février*. — Les urines deviennent plus abondantes : 3 litres d'urine en vingt-quatre heures. Le dosage de l'albumine donne 0,80 centig. par litre.

3. — Un peu d'amélioration. L'œdème diminue. Urine toujours albumineuse. Julep avec 1 gramme de tannin.

4. — Quatre litres d'urine.

5. — L'ascite et l'hydrothorax diminuent, pas de céphalalgie; l'appétit revient un peu, deux litres d'urine, albumine.

6. — L'amélioration persiste, deux litres cinq d'urine, 0,25 centig. d'albumine par litre.

7. — Plus d'hydrothorax, quatres litres et demi d'urine en vingt-quatre heures.

8. — Une trace seulement d'albumine. Urine deux litres vingt-cinq, état général satisfaisant, toujours de l'œdème des membres inférieurs.

9. — Le malade se plaint de douleurs sourdes dans les reins.

10. — Deux litres et demi d'urine, presque plus d'œdème des malléoles.

11. — Le malade commence à se lever.

14. — Urine toujours albumineuse; le malade reste levé une partie de la journée.

17. — Même état.

18. — Dans la nuit, vomissements, céphalalgie. Le soir les jambes étaient plus enflées que de coutume. Deux litres d'urine en vingt-quatre heures. Albumine en quantité plus considérable que les jours précédents. Purgatif drastique.

19. — Le malade est beaucoup mieux, son malaise a disparu, plus de céphalalgie.

20. — L'urine ne renferme qu'une trace d'albumine.

21. — Plus d'albumine; 1500 grammes d'urine en vingt-quatre heures.

23. — Albumine en petite quantité, 0,15 centig. par litre.

1ᵉʳ *mars.* — L'œdème des malléoles a complètement disparu; les urines sont claires; de temps en temps on trouve encore dans cette urine une petite quantité d'albumine. L'état général est bon; le malade mange avec appétit et se promène toute la journée. Le cœur a été ausculté à plusieurs reprises dans le cours de cette néphrite; on n'a jamais entendu le bruit de galop.

Le malade sort le 6 mars 1880. Les urines sont encore faiblement albumineuses.

OBSERVATION XLV

Variole confluente. Albuminurie avec œdème pendant la période de
dessication. Érysipèle de la face.

Le 1er avril 1880, entre à l'hôpital Tenon, salle Tenon, n° 12, le nommé Guiseppe, 39 ans, vacciné, non revacciné.

Invasion le 29 mars. Éruption dans la nuit du 31 mars au 1er avril.

1er avril. — Éruption paraissant devoir être très confluente sur le tronc, les membres et surtout la face : on remarque aussi une éruption sur l'arrière-gorge et le voile du palais. Pas de rash. Délire.

4. — Début du gonflement de la face.

11. — Commencement de la période de dessication.

13. — Œdème des membres inférieurs, marqué surtout au pourtour des malléoles, pas d'albumine dans l'urine.

14. — L'œdème augmente et occupe tout le membre inférieur, malaise, inappétence, pas d'albumine.

15. — Œdème encore plus prononcé que la veille. L'urine contient une trace d'albumine. Régime lacté.

16. — Œdème du scrotum. Urine notablement albumineuse. Julep avec tannin, 1 gramme.

17. — Même état, céphalalgie légère.

18. — L'œdème a un peu diminué. Albumine dans l'urine.

19. — L'urine ne renferme qu'une trace d'albumine.

21. — Plus d'albumine. L'œdème persiste.

23. — Les pieds sont à peine gonflés, pas d'albumine.

24. — L'œdème a disparu complètement.

Dans la nuit du 27 au 28, le malade est pris subitement de violents frissons, de céphalalgie et de fièvre intense. Le matin du 28, on remarque à l'angle externe de l'œil droit, là où se trouve une petite plaie des téguments, laissée par la chûte des croûtes, une rougeur érysipélateuse empiétant sur les paupières qui sont rouges et tuméfiées. Nausées, langue sale ; pas d'albumine dans l'urine. Eau de sedlitz, sulfate de quinine 0,50 cent. Poudre d'amidon sur les parties malades.

29. — L'érysipèle s'est étendu ; il occupe tout l'espace qui se trouve entre l'œil et l'oreille et commence à envahir le cuir chevelu dans la région temporale. Mêmes symptômes généraux, urine très albumineuse.

30. — L'érysipèle occupe toute la partie du cuir chevelu qui recouvre le pariétal droit. Albumine.

1er mai. — L'érysipèle ne fait plus de progrès : l'albumine est en moins grande quantité qu'hier. La fièvre est encore très forte le soir.

2 mai. — Les symptômes généraux s'amendent d'une façon très notable ; l'érysipèle commence à pâlir. On remarque encore une trace d'albumine dans l'urine.

3 mai. — L'érysipèle disparaît de plus en plus. Diarrhée. Plus d'albumine.

4 mai. — La peau reprend sa coloration normale. Le malade entre en convalescence.

15 mai. — Le malade complètement guéri sort de l'hôpital.

Observation XLVI

Variole confluente. — Albuminurie de la convalescence. — Éclampsie. — Mort.

Manzoni Georges, 18 ans, journalier, non vacciné.

Entré à l'hôpital Tenon le 27 septembre 1880. Salle Tenon, lit n° 12.

Invasion le 23 septembre. Éruption le 26.

27. — Éruption très confluente. Rash hémorrhagique aux aines. Un peu de délire. T. M. 39°,0 ; T. S. 39°,2. Pas d'albumine dans l'urine.

20. — Début du gonflement de la face. Fièvre de suppuration assez intense ; pas de complications.

6 septembre. — Début de la période de dessication.

7. — Dans la journée, le malade prend un grand bain ; en sortant du bain, il se refroidit et frissonne à plusieurs reprises.

9. — Un peu de gonflement des malléoles. On ne trouve pas d'albumine dans l'urine.

10. — Le gonflement des jambes augmente. Malaise général. Pas d'albumine.

11. — L'œdème envahit tout le membre inférieur et remonte jusqu'à sa racine. La peau du scrotum est distendue. Pendant la nuit le malade a été très agité : ce matin il se plaint de la tête, pas de douleur lombaire, inappétence, langue sale. En traitant l'urine par l'acide nitrique, on voit se former un coagulum d'albumine, épais, floconneux, présentant une teinte grisâtre. Régime lacté. Potion avec 1 gramme de tannin.

12. — Œdème des paupières, face bouffie, urine albumineuse.

13. — Même état. Léger nuage d'albumine.

Du 14 au 18. — Le malade reste dans le même état, mais l'urine ne renferme pas la moindre trace d'albumine.

18. — L'œdème a beaucoup diminué ; la peau du scrotum est moins tendue, état général peu satisfaisant, inappétence presque absolue ; le malade est somnolent, l'albumine reparaît dans l'urine.

20. — L'œdème disparaît peu à peu, albuminurie, quelques abcès furonculeux sur les cuisses.

21. — Même état. Un litre et demi d'urine en vingt-quatre heures.

22. — Un peu de céphalalgie ; le malade est très abattu.

L'urine donne un épais coagulum d'albumine, d'une coloration brunâtre.

23. — Mal de tête persistant. L'œdème a complètement disparu.

L'albumine se présente avec les mêmes caractères que la veille ; purgatif.

24. — Dans la soirée le malade se plaint d'un violent mal de tête ; troubles de la vision.

25. — Ce matin à cinq heures, le malade éprouve des palpitations très fortes ; quelques instants après, attaque épileptiforme, mouvements convulsifs des muscles du visage et des membres ; la bouche écume ; perte complète de connaissance. Cette attaque dure environ trois minutes : après un temps assez court, survient une deuxième, puis une troisième attaque ; on en compte neuf en une heure. Vers sept heures, les attaques cessent, mais le malade ne reprend pas connaissance ; écume sanglante sur les lèvres. Mort à neuf heures du matin.

L'albuminurie et l'œdème dans l'observation (XLIV) se montrent et disparaissent presque simultanément. Ce fait est loin d'être constant : les deux symptômes sont souvent liés beaucoup moins intimement l'un à l'autre. Dans l'observation (XLV) l'œdème précède l'albuminurie et persiste quelques jours encore après que les urines sont revenues à leur état normal. Dans notre observation (XLVI) les deux symptômes semblent alterner, et là aussi, c'est par l'œdème que débute la maladie.

Ces faits, dans lesquels nous voyons se dissocier pour ainsi dire ces deux symptômes si souvent réunis, l'albuminurie et l'œdème, pourraient peut-être servir à expliquer ces œdèmes sans albuminurie, observés parfois dans la convalescence de la variole. Ne semblent-ils pas être, en effet, comme le trait d'union qui rapproche ces deux complications ?

L'œdème simple se montre, comme l'albuminurie, pendant la période de dessication. Il est à peu près aussi rare : nous le notons 4 fois sur 114 cas de variole. Cet œdème reste souvent localisé aux membres inférieurs ; mais parfois, il se généralise et donne lieu à un véritable anasarque.

Nous rapportons ici deux cas d'œdème sans albumine.

Observation XLVII

Variole confluente. Œdème sans albuminurie.

A... François, lithographe, 30 ans, vacciné, non revacciné entré le 28 août 1880. Salle Tenon. lit 7. Le malade entre au neuvième jour de la maladie, à la période de suppuration. L'urine n'est pas albumineuse. L'éruption est très confluente, la fièvre de suppuration encore assez intense.

7 septembre. — Œdème des membres inférieurs, pas d'albumine dans l'urine.

8. — L'œdème augmente et gagne le scrotum. Malaise général.

9. — Œdème de la verge. Pas d'albumine dans l'urine.

10. — Phymosis par œdème. Distension considérable du scrotum; mouchetures.

Cet œdème reste stationnaire jusqu'au 14, puis diminue et disparaît complétement le 22 septembre.

Convalescence traînante, entravée par de nombreux abcès furonculeux. Le malade est enlevé par une pneumonie le 15 octobre.

Observation XLVIII

Variole discrète. Albuminurie passagère le deuxième jour de l'éruption. Œdème de la convalescence sans albuminurie.

Pétrément, Michel, 57 ans, charcutier, vacciné, non revacciné. Entre le 28 février 1880, salle Tenon, lit n° 14.

Invasion le 25 février. Éruption le 27 dans la soirée, discrète.

Le 28. — L'urine renferme une petite quantité d'albumine.

Le 29. — Plus d'albumine.

30. — Début du gonflement de la face. Fièvre de suppuration modérée.

Le 9 mars. — Le malade étant en pleine convalescence, remarque que ses pieds sont gonflés le soir, au niveau des malléoles.

10 mars. — OEdème des membres inférieurs. Pas d'albumine dans l'urine. Le malade n'a pas d'appétit et dort mal. Cet œdème persiste pendant trois jours, puis diminue et disparaît le 13 mars. Pendant tout ce temps, l'urine n'a pas été trouvée une seule fois albumineuse.

CHAPITRE III

PATHOGÉNIE

Les symptômes de l'albuminurie de la convalescence sont ceux d'une néphrite aiguë. L'anatomie pathologique, confirmant les données cliniques, a montré qu'il existait dans ces cas, une lésion du parenchyme rénal.

Beer (épidémie de Berlin, 1858) a constaté que le plus ordinairement les lésions se rapportaient à la néphrite interstitielle. D'autres auteurs ont reconnu les altérations caractéristiques de la néphrite parenchymateuse.

Nous n'avons pas les éléments nécessaires pour discuter ce côté de la question : nous retiendrons seulement ce fait : que l'albuminurie de la convalescence est symptomatique d'une affection du rein.

Sous quelle influence se produit cette néphrite ?

Beaucoup d'auteurs pensent qu'elle reconnaît pour cause l'action du virus variolique sur les reins. M. Perroud de Lyon, lors de la discussion du mémoire de Cartaz, à la Société des sciences médicales (juin 1871), a expliqué d'une façon très ingénieuse le développement de cette néphrite, qu'il rapproche de la néphrite syphilitique.

M. Perroud compare l'histoire de la variole à celle de la syphilis : comme cette dernière, elle a sa période secondaire caractérisée par des poussées multiples et successives sur

les téguments (rash cutané, pustulation, angine, conjonc-
tivite) ; sa période tertiaire ou viscérale (orchites, néphrites,
pneumonies) ; et sa période intermédiaire (cutites profondes,
abcès, iritis). Enfin, comme la syphilis, la variole peut être
inoculée, et alors elle a son accident primitif (pustule d'ino-
culation) ; ou se développe par infection, et alors, comme
la syphilis héréditaire, elle manque d'accidents primitifs.

Pour lui, l'albuminurie de la période de desquamation
est spécifique, elle reconnaît pour cause l'action du virus
varioleux sur les reins, comme la pustule de variole reconnaît pour cause l'action du virus sur la peau : elle est
un accident variolique au même titre que la pustule, elle
est seulement moins précoce ; elle apparaît à la période
tertiaire ou viscérale de la maladie, tandis que l'éruption
appartient à la période secondaire ou tégumentaire.

Ce rapprochement est très original, sans doute ; mais c'est
plutôt une vue de l'esprit qu'une véritable explication.

Tout récemment, M. Gaucher a trouvé des microccocus
dans le sang, l'urine et les cellules du rein d'un malade
atteint de néphrite diphtéritique ; il croit que cette néphrite
est de nature parasitaire, et que l'organisme a une tendance à éliminer par les reins les microbes de la diphtérie
(*Gazette hebdomadaire*, n° 4, 1881). La néphrite variolique serait-elle d'origine parasitaire, comme celle de la
diphtérie ? Cette opinion peut se défendre ; mais jusqu'ici
les preuves manquent ; personne, que nous sachions, n'a
encore trouvé dans les cellules du rein, le microbe de la
variole.

Pour nous, la néphrite qui se montre parfois dans la
convalescence de la variole confluente, a une origine com-

plexe ; elle tient à des causes prédisposantes et des causes occasionnelles. Parmi les causes prédisposantes, nous placerons en première ligne, cette faiblesse générale, dans laquelle une maladie aussi grave que la variole confluente laisse tous nos tissus. Le convalescent a contracté par le fait même de son affection, une susceptibilité toute particulières aux influences morbides, qui le prédispose aux maladies secondaires. On peut encore faire intervenir comme cause prédisposante la suractivité fonctionnelle du rein, compensant pendant la suppuration, la diminution des fonctions cutanées ; et peut-être des habitudes alcooliques antérieures.

Sous l'influence de ces causes multiples, la néphrite est pour ainsi dire, en puissance ; que la cause occasionnelle survienne et la maladie se développera. L'action du froid joue, pensons-nous, un rôle important dans la détermination de cette néphrite secondaire. Cette action paraît évidente dans deux de nos observations. Dans l'une le malade prend froid en sortant du bain ; dans l'autre un convalescent de variole confluente se relève la nuit pour aller à la garde-robe ; c'était au mois de janvier, il ne prend pas soin de se vêtir suffisamment et s'expose à l'action d'une température alors très basse. Deux jours après, dans les deux cas, on voit apparaître les premiers symptômes de la maladie.

CHAPITRE IV

PRONOSTIC

La néphrite secondaire qui se développe pendant la convalescence de la variole, est une complication d'un haute gravité. Dans un certain nombre de cas, la maladie évolue avec une grande rapidité, et détermine en peu de temps; des accidents urémiques presque fatalement mortels. Dans les trois observations rapportées plus haut, nous notons un cas de mort : le malade fut emporté par une attaque d'éclampsie, dix-sept jours après le début de sa néphrite. M. Bourru a perdu un malade sur quatre : dans ce cas, la mort survint, également, pendant une attaque d'urémie, le vingtième jour de la maladie.

Lorsque le malade échappe à ces accidents graves, il ne faut pas se hâter de porter un pronostic favorable. Souvent les symptômes morbides s'amendent mais l'albuminurie persiste ; la guérison n'est pas complète, et le malade reste exposé à toutes les conséquences d'une néphrite chronique.

Le passage de l'affection à l'état chronique est fréquent. M. Barthélemy enregistre cette terminaison dans le seul cas de néphrite variolique qu'il a observé en 1870 à l'hôpital Saint-Antoine. M. Bourru la rencontre une fois sur quatre cas, et nous-même une fois sur trois.

En réunissant ces huit observations, nous trouvons que

Imprimerie A. DERENNE. Mayenne. — Paris, boulevard Saint-Michel. 52.

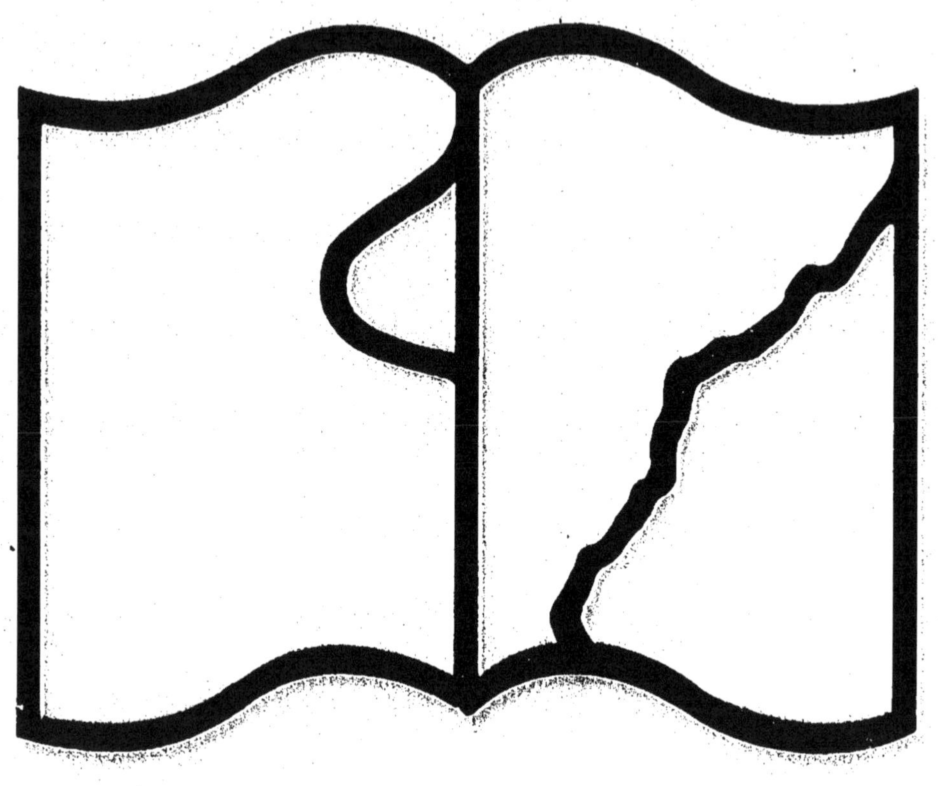

Texte détérioré — reliure défectueuse

NF Z 43-120-11

www.ingramcontent.com/pod-product-compliance
Ingram Content Group UK Ltd.
Pitfield, Milton Keynes, MK11 3LW, UK
UKHW021647130726
13696UKWH00004B/1453